ÉTUDE

SUR LES

ÉPANCHEMENTS SANGUINS

ANCIENS

DANS LE TISSU CELLULAIRE SOUS-CUTANÉ

PAR

Victor BESAUCÈLE,

Docteur en médecine de la Faculté de Paris.

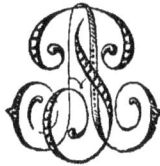

PARIS

A. PARENT, IMPRIMEUR DE LA FACULTÉ DE MÉDECINE

31, RUE MONSIEUR-LE-PRINCE, 31

1874

ÉTUDE

SUR LES

ÉPANCHEMENTS SANGUINS

ANCIENS

DANS LE TISSU CELLULAIRE SOUS-CUTANÉ

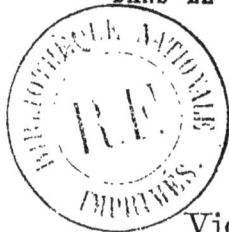

PAR

Victor BESAUCÈLE,

Docteur en médecine de la Faculté de Paris,

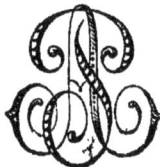

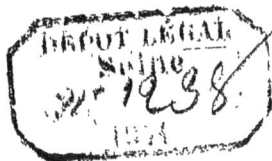

PARIS

A. PARENT, IMPRIMEUR DE LA FACULTÉ DE MÉDECINE

31, RUE MONSIEUR-LE-PRINCE, 31

—

1874

A MES PARENTS

———

A MES AMIS.

ÉTUDE

ÉPANCHEMENTS SANGUINS ANCIENS

TISSU CELLULAIRE SOUS-CUTANÉ.

AVANT-PROPOS.

En lisant ce que les auteurs ont écrit sur les épanchements sanguins dans le tissu cellulaire sous-cutané à la suite de traumatisme, nous avons été frappé de la durée insolite de certaines de ces collections. Tandis que, d'une manière générale, à la suite d'une contusion, le sang se résorbe avec une assez grande facilité, nous avons vu des foyers sanguins persister, s'accroître même et donner lieu à des tumeurs dont il devient difficile de reconnaître la nature, si le défaut de commémoratifs de la part du malade ou l'ancienneté d'un accident en fait négliger le point de départ.

Nous avons observé l'année dernière, à la Pitié, dans le service de M. Labbé, un exemple d'épanchement sanguin ancien, qui nous a fourni l'occasion de rechercher les quelques observations analogues éparses dans la science. Après les avoir comparées, et en y rapprochant un cas de tumeur hématique décrit par M. Simon et analysé par M. Trélat à la Société anatomique en

1860, nous avons été conduit à étudier les causes qui peuvent rendre compte de la longue durée de ce genre de tumeurs, ainsi que les diverses modifications dont elles deviennent le siége.

Si nous avons trop présumé de nos forces, et si nous n'avons pas atteint notre but, il nous restera la satisfaction d'avoir publié une observation intéressante, dont d'autres, dans la suite, pourront tirer un meilleur parti.

PLAN DU TRAVAIL.

Dans la première partie, nous rechercherons les *causes qui favorisent et qui empêchent la résorption* des épanchements sanguins dans le tissu cellulaire à la suite d'un traumatisme.

Nous aurons à distinguer des *causes locales et internes* (*a.* intégrité ou altération des parties voisines de l'épanchement; *b.* siége de la lésion; *c.* état de la tumeur);

Des *causes locales et externes* (nouveau traumatisme), et des *causes générales* qui se rapportent au malade et dépendent de sa constitution ou de maladies intercurrentes.

Dans la seconde partie nous nous demanderons:

1° A quels *signes* l'on peut reconnaître les épanchements anciens, et s'il est possible de les réunir dans une seule description;

2° Quel en est le *pronostic;*

3° Quel en est le *traitement.*

Enfin, nous ferons suivre notre travail de quelques observations que nous avons recueillies dans les auteurs.

PREMIÈRE PARTIE

Observation I (personnelle). — (Pitié, service de M. Labbé, 1873.)

D..., homme de peine, âgé de 46 ans, entre à la Pitié (salle Saint-Gabriel, nº 5), pour se faire guérir d'une tumeur énorme qu'il porte à la région supérieure et antéro-externe de la cuisse gauche. Cet homme, d'apparence robuste, nous dit avoir toujours joui d'une très-bonne santé. Il raconte qu'il y a dix ans il fit une chute, dans laquelle il se fractura l'extrémité inférieure de l'humérus gauche ; une voiture venait de le renverser violemment à terre, et cet accident n'entraîna pas cette seule lésion : le malade éprouva, en outre, une violente contusion à la jambe gauche, et eut, ajoute-t-il, la cuisse du même côté légèrement meurtrie, un peu en avant et au-dessous du grand trochanter. Après sa chute, le blessé put se relever et se rendre à pied à l'hôpital de la Pitié.

Pendant quarante ou quarante-cinq jours qu'il resta à l'hôpital, le malade fut soigné pour sa fracture et sa contusion de la jambe, et n'attira point l'attention du chirurgien sur celle qu'il avait reçue à la cuisse, tellement elle lui semblait légère et le faisait peu souffrir. Du reste, à ce moment, paraît-il, il n'y avait en ce point aucun signe extérieur de contusion ; pas de traces d'ecchymose, pas de douleur ni de gêne dans les mouvements du membre inférieur, pas de tuméfaction.

Lorsque la fracture fût consolidée, le malade partit pour Vincennes. Pendant son séjour dans cet asile, il se développa, sans cause appréciable, sans nouveau traumatisme, au point de la cuisse gauche où D... avait, à la suite de sa chute, ressenti une légère douleur, une tumeur qui avait, lorsqu'elle attira son attention, le volume d'une noix. Quinze jours après elle avait atteint le volume du poing. A Vincennes, on mit sur cette tumeur des compresses, probablement résolutives, qui n'amenèrent pas de modifications appréciables. Pendant son développement, cette tumeur ne causa aucune gêne, aucune douleur ; on ne constata aucune altération de couleur ni de consistance du côté de la peau. Cette tumeur était allongée, très-mobile et *tremblotante*, dit le malade : celui-ci sortit de Vincennes et reprit sa profession pénible sans se préoccuper d'une affection qui ne le gênait en rien.

Quelques jours après que D... fut sorti de Vincennes, le développement de la tumeur s'étant arrêté de lui-même, il s'y opéra un changement : de molle elle devint dure, résistante, toujours très-mobile sous les téguments, semblable à une loupe, plus dure que les parties avoisinantes.

Pendant près de neuf ans, cette tumeur n'a point changé de forme, de consistance ni de volume, et le malade a continué sans la moindre inquiétude de ce côté son métier de portefaix. — Il y a environ un an, la tumeur est devenue plus volumineuse, sans provoquer cependant la moindre douleur : cet accroissement, tout en se produisant d'une manière régulièrement progressive, augmentait surtout le soir, à la suite d'une journée plus pénible que de coutume. Les dimensions sont devenues rapidement énormes.

Nous devons faire remarquer que cet accroissement ne peut se rattacher à aucune cause déterminée. Nos questions, à cet égard, ont été aussi pressantes que les réponses du malade claires et affirmatives ; on ne pouvait qu'invoquer les excès de fatigue auxquels celui-ci était exposé par sa profession. Sa tumeur n'a été le siége, nous affirme-t-il, d'aucune espèce de traumatisme. D... n'a pas eu d'affection fébrile intercurrente, et ne paraît pas doué d'une prédisposition particulière capable d'expliquer le développement énorme qu'a subi sa tumeur, toujours indolente, tremblante, dit-il, et d'un volume tel, qu'il se voyait parfois contraint de cesser son travail et de prendre quelques jours de repos, tant était grande la gêne qu'une semblable affection lui occasionnait.

26 juillet. Depuis une quinzaine de jours environ, la peau, sans cause appréciable, s'est ulcérée à la partie inférieure de la tumeur. Par l'ouverture il s'est échappé une assez grande quantité de liquide séro-sanguin et de nombreux caillots. Depuis ce moment, un écoulement continuel, et assez considérable pour que le malade laissât des traces en marchant, se fait par la fistule. C'est cette nouvelle complication qui a déterminé le malade à venir à la consultation.

La tumeur siége à la partie antéro-externe de la cuisse gauche, s'étendant depuis 2 centimètres de la crête iliaque jusqu'à 5 centimètres au-dessus du condyle externe. Elle mesure 25 centimètres dans son diamètre vertical, et 10 centimètres dans son diamètre transversal. En avant, elle arrive jusque sur la ligne médiane de la partie antérieure de la cuisse ; en arrière, le grand trochanter et la partie postérieure de la cuisse sont libres. La circonférence de la cuisse droite présente 52 centimètres, la circonférence de la cuisse gauche a 62 centimètres. A la surface de la tumeur, la peau présente sa coloration normale ; quelques points, cependant, sont un peu violacés, et, à ce niveau, la peau, amincie, est soulevée. Ces bosselures sont manifestement fluctuantes, mais il est à remarquer qu'on ne peut sentir la fluctuation d'une bosselure à l'autre. Entre les bosselures, la masse semble solide et fait corps avec la peau. La partie supérieure, siége primitif de la tumeur, est assez consistante.

La tumeur glisse sur les parties profondes.

L'ulcération située à la partie postérieure et inférieure est irrégulièrement arrondie ; ses dimensions sont celles d'une pièce de deux francs ; elle donne passage à un suintement continuel de liquide séro-sanguinolent. Le tissu qui la circonscrit intérieurement est fongueux, rouge, mais à l'extérieur on n'observe pas d'auréole inflammatoire périphérique.

Le malade ne souffre pas ; la palpation ne provoque pas de douleur et n'augmente pas le suintement. La marche est facile ; l'articulation coxo-fémorale, libre.

Les régions inguinales et lombaires ne présentent pas d'engorgement ganglionnaire. Pas d'œdème de la jambe ni de douleurs névralgiques dans le membre inférieur. L'état général est excellent. (Pansement simple.)

Le 28. Sur le soir, le malade accuse un grand malaise ; il n'a pas d'appétit, il se plaint de mal de tête, la langue est sale, blanchâtre et la peau sèche. Du côté de la tumeur on n'observe pas de modifications. Temp. 38°,9.

Le 29. Dans la nuit, le malade s'étant levé, il s'est brusquement échappé par l'orifice inférieur de la tumeur une quantité très-considérable de liquide séro-sanguinolent avec de nombreux caillots. La tumeur s'est affaissée, mais dans presque toute la masse la fluctuation est encore manifeste. Seule, la partie supérieure a conservé sa consistance solide et son aspect bosselé. Par la palpation il se produit des bruits particuliers dus à la présence simultanée de gaz et de liquide dans la cavité. La pression ne fait sortir qu'une faible quantité du contenu. Le malade n'a plus de fièvre et se trouve très-soulagé. (Traitement : compression.)

Le 30. Hier, dans la soirée, il est encore sorti deux litres environ du même liquide séro-sanguinolent, analogue à de la lavure de chair. La tumeur est complètement affaissée à la partie inférieure. La partie supérieure reste solide, saillante, bosselée.

Le 31. Depuis hier la plaie n'a donné passage qu'à de très-faibles quantités de liquide; la pression de la tumeur donne issue à des gaz mélangés au liquide. M. Labbé, qui voyait le malade pour la première fois, indique qu'il faut ouvrir largement cette poche. Ce chirurgien pratique une première incision longitudinale d'une extrémité de la tumeur à l'autre, puis une seconde incision perpendiculaire à la première occupant toute l'épaisseur de la tumeur.

La peau n'est pas altérée. Au-dessous du derme, le tissu cellulaire sous cutané présente, dans toute son épaisseur, qui est de 12 à 15 millimètres, une consistance et un aspect lardacés. La poche ne contient qu'une très-petite quantité de liquide. Les parois sont irrégulières, bosselées surtout à la face profonde ; elles ont une coloration rougeâtre qui disparaît par le frottement, et l'on trouve alors une masse grisâtre, demi-molle, tapissant tout l'intérieur de a tumeur. Cette masse s'enlève difficilement par le grattage; son enlèvement donne lieu à un écoulement sanguin en nappe. Avec cette substance grisâtre, on enlève les saillies que présente la face profonde de la poche. Ces inégalités de la face profonde sont dues à de petites masses presque sphériques ne dépassant pas les dimensions de petites noisettes. Elles sont plongées au milieu de la substance grisâtre qui les enveloppe en totalité. Lorsqu'elles sont bien débarrassées de cette substance, la surface devient unie, d'un gris blanchâtre. La coupe montre que ce sont des tumeurs hématiques; elles sont formées par une coque blanche, résistante, formant une véritable poche arrondie et entièrement remplie par une substance dont la couleur rappelle le tissu musculaire. La coque a 3 à 4 millimètres d'épaisseur, elle est comme feutrée : par sa face profonde elle adhère au contenu, mais la ligne de démarcation entre les deux substances paraît assez tranchée. La coque et la substance centrale peuvent être dédoublées en plusieurs lamelles, et on peut facilement énucléer le contenu.

En enlevant totalement la substance grisâtre qui tapisse la totalité de la tumeur, on arrive profondément sur le fascia lata, qui ne présente pas de modifications. Du côté de la peau, la substance grisâtre envoie des prolongements dans des anfractuosités du tissu cellulaire lardacé, et à ce niveau il est presque impossible de l'enlever d'une manière complète. Ces tentatives donnent lieu à un écoulement abondant de sang. (Traitement : pansement au perchlorure de fer ; compression.)

Soir. Le sang s'est facilement arrêté sous l'influence du perchlorure et de la compression. Le malade se trouve fatigué ; il accuse quelques nausées ; le thermomètre est monté à 38°,4.

Nota. L'examen microscopique des diverses parties de la tumeur que nous venons de décrire ayant été fait, il a été reconnu que ses divers éléments étaient entièrement constitués par de la fibrine offrant différentes modifications.

1er août. La plaie offre les mêmes caractères que la veille. Avec une spatule, M. Labbé enlève la plus grande partie de la substance pulpeuse qui adhère à la surface profonde de la poche. Du côté de la peau, cette opération ne peut être faite que d'une manière très-incomplète à cause des adhérences beaucoup plus intimes et de la mobilité de cette membrane. Il en résulte un écoulement sanguin en nappe qui est arrêté par un nouveau pansement au perchlorure.

L'état général du malade est excellent : la fièvre est complètement tombée.

Soir. État fébrile depuis quatre heures et demie. Langue légèrement blanchâtre ; nausées. Température 39°,6..... (Sulfate de quinine 0,50.)

Le 2. La plaie n'est guère modifiée. Pansement avec un mélange de perchlorure de fer et de poudre de quinquina.

Soir. Le malade se trouve plus fatigué que le matin, mais beaucoup moins que la veille au soir. Température 38°,5. Pas de douleur au niveau de la plaie. Appétit.

Le 9. Toujours même pansement. Etat général bon. A la partie supérieure de la plaie apparaissent des bourgeons charnus.

Depuis le 2 août, le malade a toujours eu un peu de malaise et une légère élévation de température, mais de 2 ou 3 dixièmes seulement. Le thermomètre n'a plus dépassé 38°. Le sulfate de quinine a été continué (dose : 1 gramme). Pansement avec styrax.

Le 16. La plaie s'est complètement détergée ; elle est recouverte de bourgeons charnus dans toute sa face profonde. La suppuration est abondante. L'extrémité supérieure de la tumeur, qui est restée tuméfiée, bosselée, présente une teinte un peu rouge avec légère élévation de température. On n'y trouve pas de fluctuation. La douleur est peu accentuée.

Le 18. A la partie inférieure est apparue, depuis deux jours, une tuméfaction peu douloureuse, sans changement de coloration à la peau. La fluctuation est manifeste. M. Labbé pratique sur cette tuméfaction une incision de 8 centimètres environ : cette incision donne issue à une très-faible quantité de pus mélangé de sang qui provient surtout des lèvres de la plaie. Cette petite tumeur ne renferme pas de caillots.

Le 20. Même traitement. Pansement au styrax.

On observe une fluctuation manifeste à la partie supérieure de la cuisse à 1 centimètre au-dessus de la première incision. L'ouverture de ce foyer, au moyen d'une incision parallèle à la crête de l'os des iles et mesurant 11 centimètres environ, donne issue à du pus; il n'y a pas de trace de caillots. Le tissu cellulaire ambiant présente cependant les mêmes altérations, le même aspect lardacé qu'il a présenté lors des premières incisions. Ce tissu est parcouru par de petites artérioles qu'il est impossible de lier. Un écoulement de sang abondant a lieu et est arrêté par un pansement au perchlorure de fer, aidé d'une forte compression.

Le 27. Etat général excellent. La cicatrisation marche rapidement. Les bourgeons charnus sont très-développés et présentent une belle coloration rouge. (Pansement au styrax.)

8 septembre. Etat général excellent. Bourgeons charnus très-vigoureux. (Pansement à l'alcool.)

1er décembre. Depuis le mois de septembre, l'état général du malade n'a pas changé et a continué à être bon. La cicatrisation a marché régulièrement, bien que plus lentement qu'on ne l'avait présumé. Aujourd'hui, elle est presque complète, et tout fait penser que d'ici à quelques jours le malade sera définitivement guéri de son affection.

Causes qui favorisent ou qui empêchent la résorption des épanchements sanguins.

I. Causes locales et internes.

A. *Altération ou intégrité des parties environnantes.*

L'état d'intégrité ou d'altération du tissu cellulaire, nous semble jouer un rôle important sur la facilite avec laquelle seront résorbés les épanchements sanguins. A l'état sain, le tissu cellulaire est l'un des tissus les plus absorbants de l'économie, et cette propriété reçoit chaque jour son application : en chirurgie, en écrasant des tumeurs telles que des loupes, des kystes, et en abandonnant leur contenu au pouvoir absorbant du tissu; en médecine, en introduisant directement des médicaments dans le tissu cellulaire par la méthode hypodermique.

La grande vascularité de ce tissu, en rendant compte de la fréquence des épanchements sanguins à la suite d'une contusion, explique aussi pourquoi le sang épanché est, en général, vite repris par l'absorption. Cette vascularité est telle, que certains auteurs, comme Ruysch, pensaient que le tissu cellulaire était complè· tement vasculaire. Ce tissu est, en effet, littéralement gorgé de vaisseaux sanguins, soit que ces vaisseaux président à sa nutrition propre, soit qu'ils se rendent, et c'est le plus grand nombre, aux organes voisins.

Le sang épanché est vite repris soit par ces vaisseaux, soit par les lymphatiques. Ceux-ci naîtraient, d'après les recherches les plus récentes : 1° suivant MM. Cornil et Ranvier, entre les faisceaux du tissu conjonctif (1), où il existe à l'état physiologique un liquide dans lequel sont suspendues des cellules lymphatiques, et ce liquide paraît être lui-même de la lymphe; 2° suivant Recklingausen les lymphatiques viendraient s'aboucher avec les canalicules plasmatiques des cellules connectives. C'est donc là l'ancienne opinion de Breschet, de Morgagni, de Bichat, qui considéraient le tissu cellulaire comme le sol dans lequel puisent les troncs lymphatiques.

(1) Manuel d'histologie pathologique, 2e partie, 1873, page 438.

D'après MM. Cornil et Ranvier, les globules du sang sortis des vaisseaux s'épanchent entre les faisceaux du tissu conjonctif et les écartent. Plus tard, au bout d'une dizaine de jours comme limite extrême, le sang épanché subit des modifications considérables : la fibrine, qui s'était concrétée autour des globules et qui les maintenait, subit des métamorphoses moléculaires : les globules rouges sont détruits, et, à leur place, il reste diverses matières formant des granulations colorées.

En même temps que se font ces métamorphoses du sang, il se passe dans le tissu cellulaire qui en est infiltré, des modifications de nature irritative, dont la fin est l'élimination de tous les produits de décomposition. Des globules blancs se montrent en grand nombre, et, à mesure qu'ils se trouvent en rapport avec les granulations colorées, ils les absorbent. Ils rentrent ensuite dans la circulation lymphatique ou sanguine, et ils emportent avec eux les granules dont ils se sont chargés.

Après une contusion, si l'instrument vulnérant n'a porté que sur un point limité, si, en un mot, le tissu cellulaire environnant est sain, la résorption du sang épanché sera rapide, et l'on trouve dans tous les auteurs des exemples d'épanchements considérables résorbés en quelques heures après l'accident qui les avait produits.

Mais, si, pour une cause quelconque, le tissu cellulaire est enflammé ou altéré dans sa composition, ses propriétés absorbantes diminueront beaucoup. Si la contusion a exercé son influence dans une étendue supérieure à celle de l'épanchement, les vaisseaux froissés, mâchés en quelque sorte, s'enflammeront et deviendront par suite plus aptes à l'exhalation qu'à l'absorption.

Sous l'influence de l'inflammation, dit M. Ranvier, des phénomènes morbides se passent dans les vaisseaux et peuvent aboutir à la formation de vaisseaux nouveaux. Les parois de ces derniers sont molles comme tout tissu embryonnaire ; elles peuvent facilement se laisser distendre, puis rompre par la pression sanguine.

Si l'altération dépasse le tissu cellulaire et s'étend aux parties molles voisines, aux muscles, aux aponévroses, etc., on conçoit, sans qu'il y ait besoin d'insister à cet égard, que la résorption du sang épanché en deviendra encore plus lente. Du reste, pour nous résumer, dans toutes les parties environnant l'épanchement, comme dans le tissu cellulaire lui-même, la seule cause qui nous paraît influer sur la rapidité de l'absorption du sang épanché, est l'état d'altération et d'intégrité des voies absorbantes, des vaisseaux, et entrer dans de plus grands détails à ce sujet serait nous exposer à des redites.

B. *Siége de l'épanchement.*

D'une manière générale, on peut dire que plus il y aura de tissu cellulaire dans une région, plus l'absorption s'y produira rapidement, si ce tissu se trouve d'ailleurs dans des conditions d'intégrité suffisantes. La rapidité de l'absorption dépendra en outre du degré de laxité de ce tissu. On comprend, en effet, que plus le sang pourra se répandre facilement dans tous les sens en refoulant de proche en proche les lamelles du tissu, plus sera grande la surface qu'il présentera aux voies absorbantes et plus, par conséquent, sa résorption sera rapide. Ainsi, en parcourant les observations, tandis que nous voyons les épanchements sanguins disparaître en général rapidement quand ils siégent à la face, aux lombes, à la fesse, nous voyons qu'ils se résorbent beaucoup plus lentement au crâne et à la plante des pieds ou à la paume de la main où le tissu cellulaire est très-dense. Qui n'a été frappé de la persistance des épanchements sanguins, même insignifiants, à la paume de la main à la suite d'un traumatisme, au point qu'il faut presque toujours recourir à une petite opération pour donner une issue au sang à l'extérieur? — Un voiturier ayant fait une chute qui l'avait contraint à prendre quelques jours de repos, portait encore deux mois après cet accident, à la paume de la main, une tumeur de 12 à 15 centimètres de hauteur, molle, peu remplie, frémissant sous la main. Une compression énergique exercée à sa surface pendant un mois ne produisit aucun résultat. Il fallut avoir recours à une ponction pour évacuer le liquide (1).

Le voisinage de plans fibreux, tels qu'une aponévrose résistante comme le fascia lata, paraît avoir une certaine influence sur l'évolution de l'épanchement. M. Verneuil a constaté que lorsqu'un foyer sanguin était bien limité, comme d'une part par la peau, de l'autre par une aponévrose, ce foyer avait beaucoup de tendance à persister. Non-seulement on peut invoquer ici la ré-

(1) Exemple d'épanchement sanguin, cité par M. Bauchet à la Société d'anatomie, mai 1856.

sistance pure et simple de ces plans fibreux, mais encore le peu d'énergie que doit avoir leur pouvoir absorbant, vu leur faible vascularité.

Nous avons remarqué la lenteur de la résorption des épanchements sanguins lorsque ceux-ci ont pour siége la partie antéro-externe de la cuisse. A chaque pas, en lisant les observations de Pelletan, de Voillemier, de Morel-Lavallée, nous avons trouvé des exemples d'épanchements lents à se résorber quand ils siégent dans cette région. N'est-il pas permis de penser que la présence du fascia lata a une certaine part d'influence sur ce phénomène ?

La mobilité de la région semble encore rendre compte de la durée de certains épanchements. Par exemple, dans le cas que nous avons observé, n'est-il pas probable que le jeu d'une articulation aussi puissante que l'articulation coxo-fémorale, et des masses musculaires environnantes, surtout chez un homme obligé par son état à soulever des fardeaux, à se baisser souvent, ne doivent pas influer sur la longue durée de la tumeur, en entretenant dans le tissu cellulaire qui l'entourait une irritation incessante ?

c. *Tumeur* (anatomie pathologique).

Volume de la tumeur. — Le volume d'un épanchement sanguin influe-t-il sur son évolution ultérieure ?

D'une manière générale on ne saurait le nier. Ce volume dépend de l'intensité de la contusion et l'on comprend que plus celle-ci a été violente, plus les parties seront dilacérées, plus l'épanchement sera considérable,

Besaucèle.

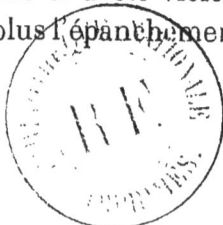

2

toutes circonstances qui rendront le travail d'absorption beaucoup plus lent. Mais si les choses se passent
ordinairement ainsi, on doit reconnaître que dans plusieurs cas cette règle souffre des exceptions : — Ainsi,
il n'est pas rare de voir un épanchement sanguin rapidement absorbé. M. Verneuil cite l'exemple d'un épanchement énorme et rapidement formé, soulevant le
grand pectoral ; ce vaste foyer sanguin avait disparu
dès le lendemain. D'autres fois, l'on observe de simples
bosses sanguines persister très-longtemps. L'exemple
cité par M. Trélat et le nôtre offrent ceci de frappant,
que dans les deux cas, c'est un épanchement, en apparence insignifiant, qui est devenu le point de départ
d'une tumeur dont la durée a été peu commune.

Aussi, le volume d'un épanchement sanguin ne saurait faire prévoir, d'une manière précise, sa terminaison
plus ou moins éloignée.

Parois. — Un épanchement de sang qui ne sera pas
absorbé, dit Sédillot (1), et qui se présentera au bout
de quelques mois sous la forme d'une tumeur indolore
et circonscrite sera nécessairement enkystée. — Deux
questions se présentent tout d'abord à l'esprit : Par
quel mécanisme se produit l'enkystement de l'épanchement sanguin, et quelle est la nature des parois qui le
constituent. Nous essaierons d'y répondre dans un
premier paragraphe, et dans un second, il ne nous restera plus qu'à décrire l'état de ces parois d'après les
exemples que nous avons recueillis.

Physiologie pathologique. — Plusieurs auteurs admet-

(1) Sédillot. Thèse de concours, Strasbourg, 1841, page 39.

tent que les parois des tumeurs hématiques, survenues
à la suite d'une contusion, sont constituées par les fibres
mêmes du tissu cellulaire, écartées, refoulées par
l'épanchement. — C'est là l'opinion de Velpeau (1). —
C'est à la distension ou au *tassement* du tissu conjonctif
qu'il faut attribuer l'aspect membraneux, lisse, poli,
séreux que présente parfois sa surface interne. Dans la
suite, cette cavité sera modifiée par le contact du sang ;
elle deviendra poreuse, rude et se doublera de couches
fibrineuses friables soit de matière pultacée couleur lie
de vin.

D'après cette manière de voir, il n'y aurait donc pas
de parois distinctes et démontrables.

Cette hypothèse repose sur des faits anatomiques et
des propriétés inhérentes au tissu cellulaire bien connus :
sa contitution aréolaire, sa mollesse et son extensi-
bilité qui est due d'une part à la flexuosité de ses
fibres, d'autre part à la présence de fibres élastiques
qui, dans quelques cas, existent dans des proportions
telles qu'elles semblent constituer l'élément principal.
Aussi nul ne saurait méconnaître ce processus si simple
assigné par Velpeau aux épanchements sanguins. Nous
pensons seulement que cet auteur a surtout voulu
parler des épanchements récents, car nous voyons qu'il
admet lui-même que ces tumeurs, formées par l'écarte-
ment des fibres du tissu cellulaire peuvent être limitées
par un véritable kyste par suite de l'influence qu'exer-
cent sur leurs parois les matières contenues. Aussi, de-
vons-nous essayer d'entrer plus avant dans la question
et de rechercher par quel mécanisme il est possible

(1) Velpeau. Recherches sur les cavités closes, Annales de la chirurgie
française et étrangère, 1843.

d'expliquer la présence de parois distinctes limitant
l'épanchement ancien.

C'était au dépôt périphérique de la couenne du sang
que Petit le fils attribuait la formation d'une enveloppe
distincte. Plusieurs auteurs (Boyer, Cloquet.....) ont
admis que le sang épanché était limité par une *fausse
membrane* provenant de sa portion albumineuse ou fibrineuse. En donnant à cette fausse membrane le sens
qu'on lui assigne aujourd'hui, c'est-à-dire, si on la
considère comme une membrane ne présentant aucune
trace d'organisation (car on refuse généralement à la
fibrine du sang la propriété de s'organiser), on peut
s'expliquer, il est vrai, la persistance des épanchements
sanguins. En effet, cette fausse membrane isole le sang
épanché au milieu des tissus, et lui fait jouer le rôle de
corps étranger. Mais il est difficile de concevoir pourquoi ces épanchements augmentent de volume.

Cruveilhier (1), Sédillot (1) disent bien qu'il se forme
autour des épanchements sanguins une *poche d'isolement* qui, dans le principe, n'est qu'une fausse membrane mais *qui ne tarde pas à s'organiser*. Mais si ces
auteurs assignent à cette poche d'isolement un rôle
actif, c'est en la considérant comme un organe capable,
à un certain moment, de fournir un liquide propre à
entamer, à liquifier, à dissoudre le caillot sanguin et
en favoriser ainsi l'absorption. Ils ne parlent pas du
phénomène qui nous occupe, l'augmentation de volume de la tumeur sanguine.

Pour interpréter ce fait, nous sommes porté à étendre

(1) Cruveilhier. Anatomie pathologique, t. III, p. 509 et suivantes.
(2) Sédillot. Loc. cit.

aux épanchements de sang, dans le tissu cellulaire, ce que l'on dit des épanchements sanguins dans les séreuses, et en particulier ce que M. Gosselin a écrit sur l'hématocèle de la tunique vaginale.

Ce rapprochement ne semble-t-il pas permis lorsque nous voyons que, par leur constitution anatomique, il existe une parfaite analogie entre le tissu cellulaire et le tissu séreux ? Dans l'un et dans l'autre tissu l'élément principal est la fibre lamineuse. De plus, nous lisons dans le Manuel d'histologie pathologique de MM. Cornil et Ranvier, publié en 1873, et qui résume les expériences les plus récentes sur le tissu cellulaire : « ...... Ce tissu peut être considéré comme une vaste cavité parcourue par des faisceaux qui se continuent dans la peau, dans les aponévroses, etc... Ces faisceaux glissent les uns sur les autres de même que les feuillets d'une séreuse.» (Page 437.)

Déjà des auteurs très-autorisés ont signalé l'analogie qui existe entre les épanchements sanguins dans le tissu cellulaire et ces mêmes épanchements dans les séreuses.

Nous renvoyons le lecteur à la thèse de concours de M. Sédillot; au mémoire de M. Trélat (page 13), où l'auteur compare le cas de tumeur sanguine qu'il étudie aux hygromas hématiques ; enfin à l'article Contusion du Nouveau dictionnaire de médecine et de chirurgie pratiques, où M. Laugier dit (page 317) : « Il y a une grande analogie à établir entre ces foyers sanguins dus à la contusion, et les épanchements de sang traumatiques versés dans les séreuses. »

Partant de ces données, nous pensons que le sang épanché se coagule et détermine une inflammation dans

le tissu cellulaire. Cette inflammation est lente et ne
donne pas lieu à la suppuration ; elle produit des exsu-
dats, sous forme de néo-membranes, entre les faisceaux
du tissu cellulaire écartés par l'épanchement, et qui,
en raison de ce que nous avons dit plus haut, peuvent
être assimilés aux deux feuillets d'une séreuse, de la
tunique vaginale, par exemple. Ces néo-membranes
contiennent, comme on le sait, dans leur épaisseur de
nombreux vaisseaux capillaires disposés en réseaux fins
et déliés. Ces vaisseaux, en raison de leur fragilité, due
au peu d'épaisseur de leurs parois, deviennent le siége
de fréquentes ruptures. Comme dans la néo-membrane
qui tapisse la tunique vaginale dans l'hématocèle, des
apoplexies successives ont lieu, et le volume de la
tumeur s'accroît ainsi du produit du sang épanché.

Tel est le processus qui nous paraît le plus probable
et que nous admettons ici, parce qu'il semble rendre
compte de plusieurs phénomènes qui n'ont pas été bien
décrits. Ce n'est là qu'une hypothèse, du reste, que
de nouvelles recherches devront apprécier à sa juste
valeur.

Description des parois. — De quelque manière que la
cavité du kyste ait été formée, le produit qu'elle fournit
s'y amasse et la dilate progressivement. En augmentant
de volume, ce kyste refoule les parties voisines et se
forme une véritable doublure des tissus environnants.

Ses parois ont une épaisseur variable. Tantôt lisses,
régulières, elles peuvent présenter aussi des bosselures
plus ou moins nombreuses, dues évidemment à leur
inégale épaisseur ; de telle sorte que le sang les refoule

en certains points et peut ainsi former autant de diver-
ticulums à la tumeur.

L'enveloppe peut se prolonger parfois sous forme de
lamelles, de cloisons, de brides, et constituer un kyste
multiloculaire (observ. de Jalabert). Tantôt elle est libre,
tantôt elle est complètement adhérente et ne saurait
être séparée des tissus environnants.

Par suite de l'adhérence des caillots qu'elle contient,
sa surface interne est inégale, granuleuse, renfermant
des cristaux de cholestérine. Son aspect est fibreux ou
fibro-cartilagineux. Quelquefois cette enveloppe acquiert
une très-grande densité. Sa couleur est variable dans
les différentes couches qui la constituent : rougeâtre
pour les couches les plus internes en contact avec le
sang, grisâtre pour les couches les plus externes ; quelquefois les couches les plus anciennes sont complètement décolorées et ne conservent plus que par places
rouges des traces dues à l'infiltration de la matière colorante du sang.

Enfin, ces parois participent en outre à l'inflammation et à toutes les modifications qui peuvent en être la
suite. Elles sont perforées et deviennent le point de départ des trajets fistuleux que l'on voit s'établir entre les
tumeurs hématiques et les téguments.

Contenu.— A la suite d'une contusion, lorsque le sang
n'est pas résorbé, il peut subir diverses transformations :

1° Il n'est pas très-rare de trouver des épanchements
sanguins, datant depuis longtemps, dans lesquels le
sang est resté à l'état pur. Les auteurs citent plusieurs
exemples qui prouvent que pendant un temps considé-

rable, et au bout de plusieurs années même, le sang peut sortir du kyste qui le renfermait aussi limpide, complètement inodore, aussi rutilant que s'il s'échappait des vaisseaux.

Dans plusieurs cas de ce genre, l'examen microscopique n'a pas fait découvrir d'altération des globules rouges.

« Lorsque le sang est sorti des vaisseaux, dit Malgaigne, mais encore en contact avec les tissus vivants, ce qui frappe tout d'abord, c'est que ce simple contact suffit pour le soustraire beaucoup plus longtemps à l'empire des lois chimiques et à lui conserver même dans quelques cas un certain degré de vitalité. »

2° La partie séreuse peut être complètement ou en partie résorbée et la partie solide persister.

En général, le sang épanché se concrète en caillots et se dépouille en grande partie de son sérum. La poche hématique contient alors deux espèces de caillots, et cette particularité la rapproche d'un anévrysme. Tandis qu'une partie de la fibrine se dépose sur les parois en couches qui se condensent successivement, une autre partie forme des caillots libres qui flottent dans l'intérieur de la tumeur. C'est ce que nous trouvons dans l'exemple que nous avons observé.

Une première couche fibrineuse formée en sollicite une nouvelle ; car elle agit comme un corps étranger placé au milieu du sang. Ces couches fibrineuses se confondent en la doublant avec l'enveloppe kystique, et acquièrent parfois une densité considérable. Arrivé à cette période, l'épanchement sanguin constitue une tumeur qui pourra persister un temps illimité.

3° La partie coagulable peut être seule absorbée, et il ne reste plus alors que la partie liquide. Pour expliquer ce phénomène, on a invoqué une sécrétion de lymphe plastique fournie par les parois du kyste ou par les tissus environnants (Velpeau, Sédillot). Cette lymphe plastique dissout les caillots, et ceux-ci, ainsi liquéfiés, sont repris par l'absorption, ou bien il reste dans la tumeur un liquide diversement coloré, rougeâtre, lie de vin ou couleur de sirop de groseille, ou foncé, couleur chocolat ; d'une consistance également variable, analogue à de la bouillie ou à du résiné. On trouve de nombreux exemples de cette sorte d'épanchements.

4° La matière colorante peut également disparaître, et alors on ne trouve plus dans le kyste qu'un liquide incolore analogue à de la sérosité. C'est par ce mécanisme que beaucoup d'auteurs expliquent la présence d'un liquide purement séreux, dans une tumeur survenue à la suite d'une contusion. Tout épanchement est d'abord sanguin, dit M. Voillemier. D'autres pensent qu'un épanchement traumatique peut être primitivement séreux. Morel-Lavallée a eu le mérite de rappeler l'attention des chirurgiens sur cette question, en étudiant, dans un Mémoire inséré dans les *Archives de médecine*, les épanchements de sérosité signalés déjà, à la suite d'une contusion, par Lamotte, Pelletan, J. Cloquet et Velpeau. Le Mémoire de Morel-Lavallée, quand il parut, fit une grande sensation et fut vivement attaqué. Aujourd'hui, l'épanchement traumatique et primitif de sérosité est admis par beaucoup d'auteurs. On en trouvera de nombreux exemples dans un travail publié en 1869 dans le *Mouvement médical*, par M. Peltier.

Les tumeurs hématiques sont-elles susceptibles d'é-
prouver d'autres transformations encore? D'après Velpeau, des loupes, des tumeurs des bourses synoviales
auraient souvent pour point de départ des épanchements
sanguins. Ce professeur attribuait à la même cause la
production des corps cartilagineux, hordéiformes, qui
se trouvent souvent dans l'hygroma, etc. Enfin, quelques productions de mauvaise nature, comme certaines
variétés de tumeurs érectiles ou sanguines, des dégéné-
rescences cancéreuses, encéphaloïdes, etc., pourraient
encore être considérées comme le résultat de la transformation du sang épanché.

Cette hypothèse, que Velpeau ne regardait du reste
lui-même que comme une conjecture, ne s'est pas réa-
lisée. On n'a jamais trouvé de coagulum sanguin trans-
formé en tissu normal ou morbide. « Le sang extravasé
ne s'organise jamais, dit Cruveilhier. »

II. — CAUSES LOCALES ET EXTERNES.

Les pressions, les irritations de toute sorte impriment
aux épanchements sanguins de nouvelles modifications.
Il doit se passer, en effet, dans les kystes hématiques ce
que l'on observe dans les kystes séreux.

Sous l'influence de froissements répétés, d'une contusion chronique, comme le dit Velpeau, on voit ces
kystes augmenter de volume; leurs parois s'épaissis-
sent en même temps qu'elles acquièrent une plus grande
consistance. Dans quelques cas, celles-ci ont été trou-
vées aussi denses que du tissu fibreux ou fibro-cartilagineux.

De plus, comme on l'a observé, si la tumeur subit

un nouveau traumatisme, elle pourra s'enflammer et du pus se mêlera au sang épanché. Les parties voisines et les téguments pourront participer à l'inflammation, et il s'établira un foyer purulent, un véritable abcès sanguin, qui pourra, dans certains cas, si, par exemple, la tumeur est peu volumineuse, avoir une influence favorable en amenant la guérison.

Ou bien encore, si l'épanchement est liquide et si ses parois sont peu épaisses, leur rupture sera la conséquence du nouveau traumatisme, le liquide contenu pourra dès lors se répandre dans le tissu cellulaire circonvoisin et être repris par l'absorption. Les parois s'accoleront l'une à l'autre, et il ne restera le plus souvent dans les tissus, qu'une fente linéaire, infiltrée quelquefois par places de matière colorante.

D'autres fois, comme dans l'exemple cité par M. Larrey, l'on voit à la suite d'une nouvelle contusion, la tumeur hématique augmenter de volume, devenir douloureuse et revêtir des caractères graves qu'elle n'avait pas présentés jusqu'alors.

Si l'enveloppe qui circonscrit le foyer sanguin est bien organisée et suffisamment résistante, un nouveau traumatisme pourra produire un nouvel épanchement qui se juxta-posera au premier. C'est ainsi que, dans certains cas, on peut expliquer l'aspect bilobé ou multiloculaire que présentent quelques épanchements.

Dans la suite, après une opération, il est souvent impossible de constater la différence d'âge de deux ou de plusieurs tumeurs ainsi juxtaposées ; mais d'autres fois, la différence est bien tranchée, c'est ce que nous voyons dans l'observation de M. Simon, où la tumeur a présenté deux noyaux qui, suivant M. Robin, devaient re-

monter à deux époques différentes, par suite des différents degrés de modifications qu'y présentaient les
couches fibrineuses.

III. — Causes générales.

Il doit en être des épanchements sanguins anciens
comme de toutes les autres tumeurs : une constitution
débilitée doit leur imprimer des modifications qu'elles
présenteraient plus difficilement chez des sujets robustes
et bien portants. — « Les contusions qui arrivent aux
gens âgés ou qui sont malades depuis longtemps et aux
hydropiques, dit Hévin, sont presque toujours suivies
de gangrène, parce qu'il n'y a point d'activité dans les
humeurs ni d'action dans les vaisseaux » (1).

On sait que certaines maladies, comme la fièvre
typhoïde, prédisposent aux épanchements sanguins, et
on ne saurait révoquer en doute qu'une semblable maladie survenant chez un sujet atteint de tumeur hématique, ne puisse imprimer à celle-ci des modifications
essentielles.

Lassus rapporte une observation recueillie par Else,
qui présente un haut intérêt, au point de vue de l'influence que peuvent avoir sur les épanchements sanguins anciens les maladies fébriles intercurrentes.

« Un matelot eut à la partie interne du bras droit une
large tumeur produite par contusion. Elle diminua d'a-
bord peu à peu par l'application de remèdes résolutifs,
et se réduisit au volume d'un œuf de pigeon. Elle resta
dans cet état pendant l'espace de deux années. Ce ma-

---

(1) Hevin. Cours de pathologie et de thérapeutique chirurgicales, p. 207.

lade ayant été ensuite, atteint d'une fièvre dangereuse, cette tumeur augmenta et acquit insensiblement le volume de la tête d'un adulte. Elle s'étendait depuis l'aisselle jusque près de la jointure du coude. Les personnes de l'art consultées, décidèrent qu'elle contenait du sang, et le malade déclara qu'une ponction ayant été faite, il n'en était sorti effectivement que du saug, et que la piqûre avait été promptement guérie. Cette tumeur se gangrena et le malade mourut » (1).

En parlant de la tumeur qu'il a observée, M. Broca dit : « C'est là une des variétés les plus curieuses que l'on ne peut expliquer que par des dispositions idiosyncrasiques. »

On sait que la plus légère contusion peut déterminer une tumeur sanguine dans le tissu cellulaire chez des sujets atteints d'hémophilie, qui présentent du reste, parfois, des exemples d'épanchements sanguins spontanés dans diverses régions, notamment dans la région lombaire, à la partie supérieure des cuisses, autour des genoux, etc. Nous lisons à ce sujet dans la *Revue médicale* (octobre 1832), l'observation suivante :

« Un homme, âgé de 41 ans, d'une constitution épuisée par des pertes de sang abondantes et par des douleurs rhumatismales, s'étant heurté légèrement le côté contre la clef d'une porte, eut une tumeur sanguine considérable, accompagnée de faiblesse du pouls et de lipothymies... Une petite fille ayant appuyé son bras contre la partie inférieure et externe du bras du malade, il en résulta un gonflement énorme et une ecchymose qui s'étendirent jusqu'à l'aisselle. »

(1) Lassus. Pathologie chirurgicale, t. I, p. 487.

Bien souvent, les diverses modifications que nous avons vu s'opérer dans les tumeurs hématiques, ne peuvent être rattachées à aucune cause appréciable. Nous devions nous arrêter un instant sur ces causes générales, parfois mal définies, après que des auteurs autorisés les ont invoquées à leur tour.

Tableau résumé des causes qui influent sur la résorption des épanchements sanguins.

I. CAUSES LOCALES ET INTERNES.

A. *Intégrité ou altération des parties environnantes.*
    Tissu cellulaire.
    Parties molles.

B. *Siége de l'épanchement.*
    Richesse du tissu cellulaire de la région
    Voisinage de plans fibreux résistants.
    Mobilité de la région.

C. *Tumeur.*
    Volume.
Etat des parois (épaisseur, composition).
Etat du contenu (transformations diverses)

II. CAUSES LOCALES ET EXTERNES.
    Nouveau traumatisme.

III. CAUSES GÉNÉRALES.
    Constitution du sujet.
    Maladies fébriles intercurrentes.

SECONDE PARTIE

Symptômes et Diagnostic.

Il est en général facile de reconnaître un épanchement sanguin de date récente : l'apparition rapide
d'une tumeur à la suite d'une contusion, une ecchymose qui souvent témoigne de la nature traumatique
de la lésion mettent sur la voie du diagnostic. Mais
est-il toujours facile de reconnaître que les tumeurs
dont nous venons d'esquisser l'anatomie pathologique
sont dues purement et simplement à un épanchement
sanguin ancien ? Nous ne saurions répondre affirmati-
vement, lorsque nous lisons dans l'observation de
M. Simon.

« . . . . . Avec ces données, MM. Velpeau et Trélat,
l'un dans une leçon clinique, l'autre dans une épreuve
de concours, arrivèrent l'un et l'autre, après un diagnostic différentiel des plus brillants, à conclure que
cette tumeur devait être un fibrôme qui avait subi des
transformations calcaires, s'était enflammé et avait suppuré dans un point. . . . .

« Tous deux émirent l'opinion qu'on pourrait bien
avoir affaire à une de ces variétés de lipomes sémi-
fibreux, sémi-graisseux qui finissent assez souvent par
subir la fonte purulente. »

De même, chez notre malade, on avait diagnostiqué tout d'abord un ostéo-sarcôme. Après que des chirurgiens distingués et rompus au diagnostic ont méconnu la nature exacte de la maladie, nous ne pouvons qu'avec notre faible témoignage convenir que, dans ces deux exemples de tumeur hématique, le diagnostic était environné de mille difficultés. Mais s'il nous est permis, en comparant les diverses observations que nous avons recueillies, de rechercher s'il est possible de tirer de l'étude des faits quelques données pour notre enseignement à venir, nous sommes conduit :

1° A nous demander à quoi tenait la difficulté du diagnostic?

2° Peut-on bien définir la symptomatologie des épanchements anciens ?

La difficulté du diagnostic réside, à notre avis, surtout dans ce fait : c'est que les transformations diverses que subissent les épanchements sanguins impriment aux tumeurs que nous étudions des caractères tout à fait différents et aussi variés que ces transformations elles-mêmes ; en d'autres termes nous pensons qu'ils n'est guère possible d'assigner à cette espèce de tumeur hématique une symptomatologie capable de définir toutes les variétés et de les distinguer au premier abord.

. De plus, l'absence de commémoratifs de la part du malade vient quelquefois compliquer la difficulté. Chez un sujet bien portant, en effet, comme le remarque si judicieusement M. Trélat, une contusion qui remonte à trente-cinq ans (observation de Simon) ou à neuf ans (observation personnelle) peut n'avoir pas laissé de souvenir durable dans l'esprit du malade qui a bien vite oublié un fait, à son avis, sans conséquence : aussi on ne saurait trop s'attacher à bien faire préciser au malade l'ensemble des circonstances qui ont précédé l'apparition de la tumeur, et à lui demander si la région n'a pas été le siége de quelque ecchymose.

Puisque nous reconnaissons qu'il n'est pas possible de réunir, dans une seule description, les tumeurs formées par les épanchements sanguins anciens, nous devons brièvement décrire les traits caractéristiques des variétés que nous connaissons.

Nous pensons qu'il est utile de les rapporter à trois *types :*

1° Epanchement ancien formant une tumeur *liquide;*
2° — — — tumeur *solide ;*
3° — — — tumeur *mixte.*

1° *Tumeur liquide.* — Nous avons vu que le sang pouvait se conserver pendant très-longtemps avec ses propriétés dans la poche qui le renferme. Si l'on se trouve dès lors en présence d'un épanchement sanguin ancien resté complètement liquide, l'on aura une tumeur molle, fluctuante en masse ou par places en réunissant le liquide en foyers, indolente, sans changement de coloration à la peau, globuleuse ou étalée, sans crépitation. Sera-t-il alors possible de prévoir, sans ponction exploratrice, la nature hématique de cette tumeur? Nous ne le croyons pas, une pareille tumeur peut être confondue avec un kyste purement séreux.

En parcourant les observations contenues dans le mémoire de Morel-Lavallée (1), il est facile de se con-

(1) Epanchements traumatiques de sérosité, in Archives générales de médecine, juin 1853.

Besaucèle.   3

vaincre que, si l'auteur a recueilli des faits certains
d'épanchements purement séreux, on ne saurait méconnaître dans plusieurs des exemples qu'il cite la nature hématique de ces épanchements. En effet, sur seize
observations que renferme le mémoire de Morel-Lavallée, le liquide contenu a présenté douze fois des globules rouges au microscope. De plus, la description que
Morel donne de ce genre de tumeur s'applique surtout
aux épanchements récents ; l'on conçoit que l'évolution
ultérieure de la maladie, en imprimant des modifications à l'enveloppe, puisse en changer les caractères.
Mais, même dans le cas d'épanchement récent, le tremblotement de la tumeur, que Morel-Lavallée considère
comme caractéristique de sa nature séreuse, ne paraît
pas pathognomonique. On sait que cet auteur attribue
ce phénomène à la réplétion incomplète de la cavité
préparée à l'avance par la violence extérieure. Nous
retrouvons ce tremblotement d'une manière manifeste
dans la tumeur de notre malade, et l'on ne saurait
mettre en doute sa nature hématique. Cruveilhier (1)
avait également signalé ce phénomène : « La première
fois, dit-il, que j'ai observé un kyste hématique, c'est
dans la région antérieure et externe de la jambe. Ce
kyste était survenu à la suite d'une forte contusion deux
mois auparavant. Il était oblong, très-flasque et pré-
sentait plutôt du tremblotement qu'une fluctuation
proprement dite. »

Quant à l'ondulation que présente l'épanchement de
sérosité quand on souffle sur la tumeur, on doit avouer
que ce doit être un phénomène rare et que Morel lui-

(1) Anatomie pathologique, t. III.

même n'a reconnu qu'une seule fois. Aussi, nous pensons que les caractères que Morel-Lavallée assigne
comme propres aux épanchements de sérosité : tremblotement, ondulation, quelquefois ballottement de la
tumeur, défaut de transparence de celle-ci, absence de
crépitation, etc., peuvent s'appliquer à toute tumeur
liquide, et qu'il est impossible, d'une manière générale,
de prévoir, sans ponction exploratrice, la nature du
contenu.

Le frémissement, que quelques auteurs regardent
comme caractéristique du kyste hydatique, suffit-il
pour distinguer une pareille tumeur d'un kyste hématique? On ne saurait l'admettre après les expériences
de Davaine, communiquées à la Société de biologie,
en 1859.

Ce médecin a montré que le frémissement hydatique
peut très-bien s'obtenir artificiellement au moyen
d'une poche membraneuse mince et distendue par un
liquide. Nous devons ajouter que, dans le cas de kyste
hydatique, le frémissement n'est pas, du reste, un phénomène constant.

Le défaut d'expansion, l'absence de souffle, le siége
de la tumeur, son volume que l'on ne saurait modifier
par la compression des artères voisines, la distinguera
d'un anévrysme.

2° *Tumeur solide*. — Les tumeurs formées par d'anciens épanchements dans lesquels la partie liquide a
été résorbée peuvent présenter tous les degrés de consistance possible. C'est ainsi que l'on trouve des tumeurs hématiques anciennes offrant la sensation
d'empâtement et de mollesse que présentent les lipômes

et les tumeurs fongueuses, tandis que d'autres, par
leur dureté, ressemblent à des productions cartilagi-
neuses et osseuses. Les exemples de tumeur hématique
solide ne sont pas excessivement rares. M. Voillemier
en cite deux cas : l'un est l'observation d'un jeune
militaire qui, au siége de Sébastopol, avait eu la cuisse
fortement contusionnée. Un épanchement de sang considérable s'était produit et ne fut combattu que par des
topiques résolutifs. Quand M. Voillemier vit le malade,
il restait à la partie externe de la cuisse une tumeur
plus grosse que le poing, allongée, dure, et gênant la
marche.......

L'autre est l'observation d'une femme qui portait
depuis cinq mois à la région lombaire une tumeur sanguine du volume d'un œuf, dure, réduite presque exclu-
sivement à un gros caillot. Cette femme ne s'est décidée à entrer à l'hôpital qu'après que la marche était
devenue douloureuse et difficile.

Les auteurs du Compendium ont observé dans les parties molles de la cuisse des masses hématiques qui res-
semblaient par leur dureté à de véritables exostoses.

Tantôt la tumeur est régulière, tantôt elle est bosselée et irrégulière, de forme variable, elle glisse sur les
parties profondes ; généralement elle est indolente, mais
cette dernière circonstance fait quelquefois exception ainsi
que nous le voyons dans l'observation que nous venons de
citer de M. Voillemier et dans celle de Larrey ; la peau à
son niveau n'offre pas de changement de coloration. On
conçoit qu'une pareille tumeur n'a pas de caractères
spéciaux capables de la faire distinguer des autres
tumeurs que l'on connaît : fibromes, lipomes, etc. Aussi,
à défaut de commémoratifs, le diagnostic différentiel

présentera-t-il de sérieuses difficultés et ne deviendra guère certain que lorsque l'on aura fait une ponction exploratrice ; alors l'instrument ramènera des débris de tumeur que l'on pourra examiner au microscope.

Il peut arriver, ainsi que cela s'est présenté chez le malade de l'observation de M. Simon, que la tumeur donne la sensation d'un craquement analogue à celui que produirait une mince lamelle osseuse qui se briserait profondément. On pourrait dès lors confondre l'épanchement sanguin avec un kyste, ou toute autre lésion ayant son siége dans les os. Il faudra s'attacher à reconnaître si la tumeur est mobile et adhérente à l'os ; si elle n'est pas réductible, si elle ne présente pas de bruits de souffle, des pulsations ou des phénomènes d'expansion pour le cas si rare du reste d'anévrysme développé dans le tissu osseux.

A la suite d'une nouvelle contusion, d'une maladie fébrile intercurrente ou sans cause appréciable, si la tumeur devient le siége de l'inflammation, une fistule pourra s'établir et donnera lieu à un écoulement de liquide séreux, séro-sanguinolent auquel seront mélangés ou non des caillots sanguins. Une pareille terminaison ne facilitera pas davange le diagnostic. En effet, la tumeur ainsi enflammée pourra être prise pour un abcès, pour une tumeur fibreuse ou graisseuse au centre de laquelle se serait fait un épanchement sanguin pour un cancer hématode ou encore pour un anévrysme ancien suppuré, avec ouverture à l'extérieur et issue de caillots passifs mêlés de pus.

En présence de telles difficultés, M. Trélat fait remarquer que : « s'il y a une vérité démontrée en fait de diagnostic c'est qu'on doit toujours s'en tenir à l'idée la

plus simple, la plus commune. » Aussi, avant d'invoquer des modifications de structure mal définies, survenues dans des lipomes ou des fibromes à la suite de
l'inflammation ; avant de songer à une terminaison rare
des anévrysmes et lorsque la constitution du sujet et
l'état de la peau qui n'est pas amincie et luisante ne per-
mettent pas de croire suffisamment à un abcès froid, il faudra rechercher avec le plus grand soin si l'on n'aurait pas
affaire à un ancien épanchement sanguin. Aussi, on ne
saurait trop insister sur l'examen le plus minutieux et
l'étude la plus attentive des commémoratifs qui peuvent
seuls mettre sur la voie.

« Si je rencontrais aujourd'hui, dit M. Trélat, une tumeur
très-ancienne, non fluctuante, n'offrant pas clairement
les caractères du lipome ou du fibrome, encore moins
ceux d'un abcès froid (car il en est de très-longue durée),
je rechercherais avec le plus grand soin si cela ne pourrait être un épanchement de sang réduit à ses matériaux
solides. »

3° *Tumeur mixte.*—A un épanchement ancien constitué
par une partie liquide et une partie solide correspondra
cliniquement une tumeur dont le diagnostic, en général, semble offrir moins de difficultés que les variétés
précédentes. Ici, nous avons affaire à un kyste dont les
parois sont doublées par des couches fibrineuses plus ou
moins épaisses. Le contenu est sanguin ou séro-sanguinolent et tient en suspension un nombre plus ou moins
considérable de caillots. C'est à ce genre de tumeur hématique que l'on peut rapporter la description que donnent
les auteurs.

En effet, une pareille tumeur donnera lieu à deux

phénomènes caractéristiques : par la pression on percevra un bruit que M. Broca assimile au *cri de l'étain* et qui est dû, selon cet auteur, au frottement des parois l'une contre l'autre quand on refoule légèrement le liquide vers des points voisins. De plus, par le toucher encore, on éprouvera la sensation de la *crépitation sanguine*. Cette crépitation ne peut s'expliquer que par l'écrasement des parties fibrineuses du sang. Elle présente un fait remarquable, c'est qu'elle ne peut se renouveler plusieurs fois de suite dans le même lieu. Dès qu'on a écrasé les caillots, la crépitation disparaît, et pour se reproduire, il faut qu'il se forme de nouveaux caillots.

Cette variété de tumeur ne saurait être confondue qu'avec un anévrysme; nous ne reviendrons pas sur un diagnostic différentiel que nous avons déjà fait.

Ce que nous venons de dire s'applique au cas où le kyste n'a pas acquis une épaisseur telle que l'on ne puisse le déprimer et éprouver la sensation de crépitation.Si, par suite de l'ancienneté de la tumeur, ses parois se sont considérablement accrues ou ont subi une transformation fibreuse, cartilagineuse ou crétacée, si, de plus le tissu cellulaire qui l'environne a acquis une grande densité et est devenu lardacé, ou conçoit qu'une pareille disposition en voilant le phénomène caractéristique, la crépitation, viendra compliquer le diagnostic qui dès lors devient très-difficile.

C'est ce qui était arrivé pour notre malade.

Nous devons, avant de terminer ce chapitre, signaler une particularité intéressante que nous retrouvons dans cinq des observations que nous avons recueillies.

La tumeur hématique, s'écartant de ce que l'on dit des épanchements sanguins qui surviennent en général peu de temps après le traumatisme, n'a apparu qu'à une époque déjà assez éloignée de l'accident auquel on peut la rattacher.

Ainsi, nous lisons dans l'observation de Lebert : « Après que les premiers accidents de la contusion furent passés il se forma une tumeur de la moitié d'un œuf..., etc. »

De même dans l'observation de Jalabert. « Ce n'est qu'un mois environ après, au niveau du point contusionné, qu'une petite tumeur a commencé à apparaître sans douleur aucune. »

Dans l'exemple cité par M. Larrey, ce n'est que trois ou quatre mois après la contusion qu'a apparu la tumeur. — Nous voyons chez notre malade la tumeur n'apparaître que quarante ou quarante-cinq jours après la chute qu'il fit.

Il est permis de penser que dans le cas cité par M. Trélat, la tumeur n'a apparu que quelque temps après une contusion. Cette circonstance peut expliquer en partie comment le malade n'avait pas gardé le souvenir d'un accident resté tout d'abord sans conséquences.

Voilà un phénomène dont l'interprétation paraît difficile à préciser. — Pelletan l'avait déjà signalé. Toutes nos recherches dans les auteurs pour expliquer ce fait ont été infructueuses.

Pronostic.

Les tumeurs hématiques, dans leur période stationnaire qui peut durer comme nous l'avons vu très-longtemps, n'agissent que comme corps étrangers et n'entraînent pas, en général, d'accidents sérieux. Ces tumeurs gênent par leur poids et par la difformité qu'elles impriment à la région. Elles donnent lieu à un sentiment pénible de distension et peuvent par leur volume apporter des obstacles à certains mouvements.

Ainsi, nous avons entendu dire à notre malade que sa tumeur le gênait et le fatiguait par son poids, au point qu'il était obligé parfois de se reposer, sans toutefois que sa santé en fût le moins du monde altérée.

Malgré cette bénignité apparente, nous n'hésitons pas à penser, après avoir lu les observations, qu'une pareille affection est toujours sérieuse et ne saurait jamais être négligée. En effet, nous avons vu que ces tumeurs ont toujours donné lieu, à une époque plus ou moins éloignée, à des accidents graves. Outre qu'elles peuvent augmenter de volume assez brusquement et devenir alors de plus en plus gênantes, elles peuvent encore, à la suite d'un nouveau traumatisme ou sous l'influence de causes souvent difficiles à saisir, être envahies par l'inflammation, par suite par la suppuration.

L'établissement d'un trajet fistuleux paraît être une condition défavorable et semble aggraver le pronostic. Nous ne voyons aucun de ces épanchements anciens guérir spontanément quand ils ont atteint cette période.

Sans compter la longue suppuration à laquelle le malade est exposé, on court la chance de voir les téguments altérés, se détruire complètement. L'inflammation peut gagner les parties voisines et déterminer la grangrène. Le contact de l'air avec le foyer purulent expose à l'infection putride. De plus, ces tumeurs peuvent récidiver, comme on le voit dans l'exemple que

M. Larrey a présenté à la Société de chirurgie. Elles peuvent devenir très-douloureuses, comme cela est arrivé encore au malade qui a été le sujet de cette même observation et à la femme citée par M. Voillemier. Une maladie fébrile intercurrente viendra en outre aggraver le pronostic (observation de Lassus). — Il faudra donc intervenir le plus tôt possible.

Traitement.

Assurer l'immobilité de la région est la première indication à laquelle on doive s'attacher. Nous avons vu que toute pression, tout froissement, avaient sur ces tumeurs hématiques une influence que l'on ne saurait mettre en doute.

De plus, si la tumeur ·devient douloureuse, le repos paraît être le moyen le plus efficace pour faire disparaître la douleur et semble préférable aux ventouses, aux sangsues, aux narcotiques et aux émollients.

On pourra tout d'abord avoir recours aux compresses imbibées de liquides résolutifs tels que l'eau saturnée, l'eau salée, l'eau-de-vie camphrée, la teinture d'arnica, mais il ne faudra guère compter sur un procédé aussi simple. Si des compresses résolutives suffisent parfois pour faire disparaître des épanchements récents, nous voyons que c'est en vain qu'on y a recours pour les épanchements anciens. Aussi, si on se contente les premiers jours de cette méthode, il faut convenir que c'est surtout pour se conformer à la mode, et satisfaire la pusillanimité du malade avant d'en arriver à une opération.

Le procédé le plus simple que l'on puisse ensuite

employer est la compression. Mais comme les résolutifs,
si cette méthode produit souvent de bons effets dans le
cas d'épanchements récents, elle ne saurait avoir le
même succès sur les tumeurs hématiques anciennes.
Nous voyons qu'elle a toujours échoué. La tumeur du
malade de M. Bauchet, soumise à une compression
énergique pendant un mois, ne changea pas de volume.
Il fallut en venir à une opération.

Cependant, on doit convenir qu'il arrive un moment
où la compression sera très-utile : c'est après l'ouverture du foyer sanguin, quel que soit le procédé employé
alors ; en comprimant la tumeur non-seulement on s'op-
posera à la reproduction de l'hémorrhagie, mais encore
en les rapprochant on favorisera l'agglutination des
parois.

L'observation suivante que nous empruntons au livre
de Hévin (1), nous offre une preuve du bon résultat de
la compression, quand on est arrivé à la période que
nous indiquons.

« Un vieillard portait depuis quinze mois une tumeur
énorme avec fluctuation, qui occupait toute la région
lombaire et les deux tiers des fesses. C'était la suite
d'une forte contusion occasionnée par la chute d'un
arbre sur les lombes. Je fis quatre incisions de deux
travers de doigt aux parties latérales, supérieure et inférieure, de cette volumineuse tumeur qui rendit successivement plusieurs pintes d'un fluide, couleur lie de
vin. Je parvins, avec beaucoup de temps et de soin, à
procurer, au moyen de la compression expulsive assidû-
ment soutenue, le recollement de cette étendue considérable de téguments dilacérés. »

(1) Hévin, loc. cit.

Si la tumeur n'a pas un volume trop grand et si elle est peu consistante, surtout si elle est liquide, la méthode préconisée par Champion, peut rendre de réels services. Par cette méthode, on se propose de ramener les dépôts sanguins à l'état d'infiltration par une pression brusque. Champion décrit lui-même son procédé opératoire, dans les Archives de médecine (1re série, 1827, tome XV, page 139).

Dans un premier temps on comprime la tumeur avec les mains brusquement et assez fortement pour produire la rupture du kyste. A l'aide de pressions ménagées, on oblige ensuite le contenu à s'infiltrer dans le tissu cellulaire voisin, et l'on continue ces pressions jusqu'à ce que le sang qui chemine dans le tissu cellulaire ne forme plus de bosselures. On termine l'opération par l'application d'un appareil compressif qui permet le recollement des parois du foyer.

Si cette méthode réussit dans les cas d'épanchements récents, il arrive qu'elle échoue complètement, quand la tumeur est très-ancienne, quand elle a acquis une grande consistance ou que ses parois sont très-épaisses. Dans ces circonstances, on a proposé la méthode des ouvertures sous-cutanées. Avec le bistouri on pénètre obliquement dans le foyer sanguin, après avoir déplacé la peau pour détruire le parallélisme des ouvertures faites aux différentes couches de tissu et l'on pénètre dans le kyste. Bérard conseille d'imprimer au manche du bistouri des mouvements de bascule, afin d'aller diviser les parois de l'épanchement en plusieurs points. Par ces procédés on obtient la diffusion du sang et son absorption dans le tissu cellulaire. De plus, l'on soustrait le foyer au contact de l'air.

Quant à la question de donner issue au sang au dehors, les avis sont partagés. Tandis que les uns proscrivent les incisions, les autres y ont recours ; enfin d'autres se bornent à pratiquer des ponctions. Chacune de ces méthodes compte ses revers et ses succès : nous allons les passer rapidement en revue.

La ponction s'applique au cas où la tumeur hématique est liquide. Ou la pratique avec un trocart ordinaire ou avec le trocart perfectionné de M. Jules Guérin, qui, par une disposition ingénieuse, met le liquide à l'abri du contact de l'air. Pour remplir cette indication, on peut se servir aussi de la seringue aspiratrice de M. Dieulafoy.

M. Voillemier a préconisé les ponctions capillaires multiples soit à l'aide d'aiguilles, d'épingles ou avec des trocarts très-fins. Cet auteur a exposé longuement sa méthode dans un mémoire communiqué à la Société de chirurgie en 1856 (tome VII), et dans sa Clinique chirurgicale publiée en 1862. Nous y renvoyons le lecteur.

La ponction suivie d'injection iodée dans le but de modifier les parois du kyste a aussi compté ses succès.

On devra avoir recours à l'incision, si le sang est pris en caillots et a perdu sa liquidité. Pelletan et quelques chirurgiens avec lui se bornaient à pratiquer une incision suffisante, pour donner une issue facile aux liquides épanchés. Ils introduisaient une mèche dans la plaie, en même temps qu'ils exerçaient une compression sur les parois de la poche pour en amener le recollement.

Chassaignac, dans le but de hâter la guérison et d'éviter les accidents, conseille de laver à plusieurs reprises la cavité du dépôt sanguin dont on rapprochera les parois, à l'aide de quelques compresses graduées soutenues par un bandage circulaire.

Quant aux grandes incisions, il est des auteurs qui les rejettent complètement. « Je crois que tout le monde est d'accord sur leur gravité, dit M. Voillemier. » M. Laugier va plus loin. « Ouvrir la tumeur par un procédé quelconque, dit-il, c'est exposer le malade à des accidents inflammatoires à peu près certains et même à la mort, ainsi que le démontrent plusieurs exemples cités par Pelletan dans sa Clinique chirurgicale. »

Nous devons convenir avec les auteurs que nous citons, que souvent l'incision de la tumeur a été le point de départ de graves accidents, mais il nous semble que l'on doive établir ici une différence entre les épanchements rçcents et les épanchements anciens.

A la suite d'une violente contusion, quand les téguments sont intacts, c'est une circonstance favorable puisque la plaie sous-cutanée qui peut être très-étendue, soustraite ainsi au contact de l'air, est moins exposée à l'inflammation et à ses conséquences. Il faut donc respecter cette disposition et s'abstenir de larges incisions.

Mais il n'en est plus ainsi pour les épanchements anciens. Comme nous l'avons vu, nous avons ici des tumeurs bien limitées par des enveloppes qui présentent une épaisseur en rapport généralement avec l'âge de la lésion. Le tissu cellulaire voisin est tassé, induré, lardacé; la tumeur hématique ressemble alors à un corps étranger qu'il faut enlever ou détruire le plus tôt possible. Les tissus autour de la tumeur sont relativement sains et ils ne sont pas broyés, mâchés comme dans une contusion récente; aussi doit-on bien moins redouter l'action de l'air sur le foyer sanguin, et nous voyons qu'un succès complet a couronné le procédé hardi employé par M. Labbé, dans l'exemple que nous avons observé.

Une incision verticale qui n'avait pas moins de 25 centimètres, une incision transversale de 15 cent. environ, une troisième incision de 8 cent. au niveau de la crête iliaque, une quatrième de 10 cent. vers la partie inférieure de la cuisse n'ont provoqué aucun accident grave chez notre malade. Puis à l'aide d'une spatule, M. Labbé a opéré plusieurs grattages successifs sur les parois afin de les détruire; l'enlèvement des couches fibrineuses donnant lieu à une hémorrhagie en nappe, on devait suspendre l'opération, pratiquer des badigeonnages épais avec le perchlorure de fer, pour la reprendre le lendemain. Cette manœuvre ayant été renouvelée pendant trois ou quatre jours, nous avons vu notre malade guérir sans qu'il survînt d'autre accident qu'une réaction fébrile qui s'est vite dissipée par l'emploi du sulfate de quinine.

Si la tumeur est solide, la ponction ou l'incision ne sauraient convenir : il faut alors en venir à l'extirpation. L'ablation de la tumeur hématique observée par M. Trélat et l'ablation de la tumeur chez le malade de M. Larrey furent suivies d'un plein succès. — Cette dernière tumeur avait présenté ceci de particulier, c'est qu'elle avait récidivé deux fois parce que la première fois, l'opération n'avait pas été complète; on avait craint de pénétrer dans l'articulation du genou; la seconde fois parce que la tumeur étant très-adhérente aux muscles et à l'aponévrose on n'avait pas pu l'énucléer complètement. On dut pratiquer une troisième opération, cette fois on fit suivre l'extirpation de la cautérisation au fer rouge, et la guérison fut complète définitivement.

« Cet exemple fournit, dit M. Trélat, une indication thérapeutique évidente. Il faut de toute nécessité, lorsque l'on est décidé à pratiquer l'ablation de la tumeur, enlever la totalité du contenu et du kyste enveloppant. »

Obs. II. — (Rapport de M. Trélat sur une observation de M. Ed. Simon.)
Bulletins de la Société anatomique, 1860.

C..., passementier, âgé de 52 ans, entre le 22 juillet 1860 dans a salle Sainte-Vierge, n° 16, pour se faire guérir d'une fistule du bras, qu'il porte depuis deux mois. Cet homme, trapu, bien musclé, paraît jouir d'une bonne constitution. Il n'a jamais été affecté que d'une maladie, et de cela il y a dix-huit mois. D'après les renseignements qu'il donne, on peu croire qu'il a été affecté d'une maladie du cœur. Un bruit de souffle rude, couvrant tout le premier bruit du cœur, manifeste encore son maximum d'intensité un peu au-dessous et en dedans du mamelon gauche. Cette affection a duré six semaines, elle a coïncidé avec une suppression d'hémorrhoïdes qui fluaient depuis dix ans, elle n'a laissé d'autre inconvénient au malade que des palpitations légères et rares.

Il y a trois mois, une douleur est survenue spontanément à la partie postérieure d'une tumeur qu'il porte depuis trente-cinq ans au bras droit. Celle-ci s'est enflammée modérément, et a fini par donner lieu à la formation d'une petite bosse fluctuante, qu'un médecin a jugé à propos de ponctionner avec le bistouri. Un liquide séreux analogue à de la lavure de chair, s'en est écoulé. L'ouverture qui a été pratiquée ne s'est pas refermée, et a continué à laisser écouler un liquide de même nature jusqu'à présent, c'est-à-dire depuis deux mois.

La tumeur qui a été le siége de cette inflammation modérée, date de 1825. Elle s'est montrée alors que le malade avait 17 ans, à l'union du tiers inférieur avec les deux tiers supérieurs du bras droit, sur sa face postérieure et un peu externe, sans avoir été précédée de causes appréciables. Elle avait primitivement le volume d'une noisette, roulait sous les téguments et sur les parties profondes, et était parfaitement indolente. Petit à petit, et insensiblement, elle a continué à grossir en se développant vers le haut, sans jamais être le point de départ de douleurs, sauf il y a trois mois.

Le lendemain de l'entrée du malade à l'hôpital, on trouva une tumeur occupant le tiers moyen de la face postérieure du bras droit, mesurant 9 centimètres dans le sens vertical, et 8 centimètres transversalement, faisant une saillie d'environ 5 centimètres. La peau qui la recouvre n'offre aucune modification, si ce n'est vers la partie postérieure et inférieure, où l'on trouve un orifice fistuleux non déprimé et sans teinte violacée ni bride. Excepté en ce point, la peau est parfaitement mobile sur la tumeur. Celle-ci glisse également sur les parties profondes, quand on lui imprime des mouvements transversaux, mais elle est moins libre de se déplacer dans le sens vertical. Ainsi on ne peut la faire descendre au-dessous du point qu'elle occupe, et cela, semble-t-il, à cause d'un pédicule fibreux qui la surmonte, et qui paraît se fixer immédiatement au-dessous de l'insertion inférieure du deltoïde. On peut, au contraire, faire légèrement remonter la tumeur de bas en haut, quand les muscles sont dans le relâchement; mais ce mouvement même devient impossible alors que l'on commande au malade de fléchir le bras, tout en cherchant à s'opposer à cette flexion. Par le fait de cette contracture énergique du triceps, on diminue également de beaucoup la mobilité transversale de la tumeur. La surface de celle-ci est irrégulièrement hémisphérique, offrant deux ou trois bosselures à bases diffuses ou vagues. On lui trouve une consistance à peu près uniforme, intermédiaire à celle des tumeurs fibreuses et des tumeurs fongueuses. Quand on presse avec les deux pouces sur deux points assez voisins, on éprouve la sensation d'un craquement analogue à celui que produirait une mince lamelle osseuse qui se briserait profondément. Le trajet fistuleux qu'elle présente est dirigé verticalement et est presque sous-cutané. En effet, outre que pour faire pénétrer le stylet il faut le maintenir parallèle à l'axe du bras, on peut, en différents points, sentir vaguement son extrémité à travers la peau. A une profondeur de 5 à 6 centimètres, le stylet rencontre un corps dur qui donne la sensation d'une plaque osseuse ou calcaire. En interrogeant le malade, on apprend qu'il est sorti, avec le liquide séro-sanguinolent que fournit la fistule, de Besaucèle. 4

de petites concrétions dures, que cependant on pouvait écraser entre les doigts et réduire à un état pulvérulent.

On ne trouve aucun ganglion engorgé sous l'aisselle.........
..... On pouvait donc porter cliniquement un pronostic assez favorable quant à la nature de cette tumeur, en faisant une réserve pour le cas où elle viendrait à repulluler après l'ablation. M. Trélat fit observer que cette tumeur, recouvrant tout le triceps transversalement, son ablation devait entraîner l'interruption du muscle dans une certaine étendue, si, comme pouvait le faire présumer son peu de mobilité, quand le triceps était contracté énergiquement, elle occupait l'épaisseur de ce muscle ; partant, un affaiblissement considérable du bras. Cette considération était extrêmement sage, car on avait affaire au bras droit d'une homme qui exerce une profession pénible.

Quoi qu'il en fût, MM. Velpeau et Trélat conclurent tous deux à l'extirpation, à cause de l'opiniâtreté de la suppuration et des accidents dont pouvait devenir le point de départ une tumeur suppurant indéfiniment.

L'extirpation de la tumeur fut pratiquée sans difficulté le 27 juin. Après son ablation, elle offre encore le volume d'un petit œuf de dinde ; elle est oblongue et d'un gris blanchâtre. On l'incise suivant sa hauteur, immédiatement sur le trajet fistuleux. Sa coupe montre qu'elle est constituée par une coque fibreuse très-épaisse, circonscrivant une masse qui, par sa couleur, ressemble, à s'y méprendre, au tissu musculaire. Un examen attentif de ces parties fait reconnaître : 1° que la coque fibreuse, très-épaisse, ayant 4 à 8 millimètres d'épaisseur, suivant des points différents, est caractérisée par un tissu filamenteux, feutré, très-serré ; 2° que par la face externe elle se continuait superficiellement avec l'aponévrose brachiale ; profondément avec le tissu musculaire du triceps, dont les fibres, moitié transformées en tissu fibreux, moitié conservant leurs caractères, sont incrustées sur cette face. La couche musculaire, ainsi adhérente, est peu épaisse ; aussi n'est-on pas obligé de sacrifier le triceps dans toute son épaisseur.

On peut, à l'aide du doigt, énucléer le contenu, et alors la coque fibreuse offre une surface granuleuse ou un peu irrégulière, tapissée çà et là de concrétions calcaires, les unes des dimensions d'un grain de millet, les autres d'une surface de plus d'un centimètre carré, mais irrégulièrement découpées. On trouve même une de ces concrétions assez large, presque entièrement libre dans le trajet fistuleux. En incisant cette coque en différents points, on découvre dans sa partie superficielle plusieurs petits foyers purulents qui pourraient bien être le résultat de l'irritation produite par les examens multipliés, dont cette tumeur a été le siége depuis l'entrée du malade.

Le contenu de cette coque fibreuse avait tout à fait l'aspect du tissu musculaire. Aussi la première impression de M. Velpeau fut-elle de croire avoir affaire à une tumeur charnue, résultant de l'organisation homologue d'un blastème épanché près du muscle. Mais avec un peu d'attention, on peut reconnaître que cette masse est d'abord formée de deux noyaux, à peu près égaux en volume et des dimensions d'une noix : l'un, inférieur, est un peu plus pâle que le tissu musculaire; l'autre, le supérieur, est au contraire d'un rouge plus vif. Surtout au centre et profondément, leur coupe est nette et n'offre pas l'aspect fasciculé du tissu musculaire; enfin, on peut en détacher des fragments avec facilité, et cela dans toutes les directions : ces fragments, on peut, avec un peu de force, les écraser entre les doigts. En un mot, ces masses, par leur couleur et surtout par leur texture et leur consistance, ressemblent tout à fait à la fibrine concrétée de vieux épanchements sanguins. Elles sont séparées l'une de l'autre par une espèce de cloison, d'un blanc jaunâtre, beaucoup moins fusible que les noyaux. C'est entre ces masses et la coque fibreuse amincie qu'existait le trajet fistuleux.

Obs. III. — (Lebert. Physiologie pathologique, 1845.)

La femme L..., âgée de 60 ans, a joui d'une bonne santé jusque il y a trois ans, époque à laquelle elle fit une chute sur toute la partie antérieure du corps, qui porta en partie sur le sein. Après que les premiers accidents de la contusion furent passés, il s'y orma une tumeur du volume de la moitié d'un œuf. Pendant six mois, cette tumeur n'augmenta que très-lentement, sans qu'il y eût jamais d'engorgement ganglionnaire tout autour.

Une ponction explorative faite dans la tumeur n'en fit sortir qu'une eau rougeâtre. La tumeur ayant acquis un volume considérable, commença à inquiéter la malade, qui n'en souffrait cependant pas, elle fut opérée à l'hospice de la Salpêtrière, par M. Manec, au mois d'octobre 1842.

La plaie se cicatrisa rapidement, et, à part des douleurs goutteuses, auxquelles la malade était sujette et qui parfois la faisaient beaucoup souffrir, elle jouissait d'une santé passable et avait surtout un bon teint.

La peau qui recouvre la tumeur n'est point altérée, la tumeur, du volume de deux poings, se compose d'un certain nombre de kystes qui ne communiquent pas les uns avec les autres. Un des plus grands kystes, coupé par le milieu, montre un tissu consistant, élastique, rougeâtre, tirant sur le jaune, d'un rougé plus foncé par places; les places plus rouges devant cette couleur à une infiltration de matière colorante du sang. C'est un tissu granuleux qui, sous le microscope, se montre composé de plusieurs cristaux de cholestérinè; on y aperçoit des fibres fines formant une trame irrégulière; de grands globules granuleux jaunâtres, de $0^{mm},0175$ à $0^{mm},025$, s'y trouvent en grande quantité. Mais l'élément principal est constitué par de petits globules; ils sont ronds, de $0^{mm},0075$. Leur couleur est d'un jaune rougeâtre. Le kyste a le volume d'un œuf de poule, et son contenu est intimement adhérent à sa paroi d'enveloppe de nature fibro-cellulaire. Le contenu des autres kystes moins volumineux n'est pas aussi dense, et on peut facilement l'énucléer. Les éléments qui les composent sont du reste les mêmes.

Il est probable que la matière de la tumeur n'est qu'une transformation de sang épanché. Les globules de sang y sont bien conservés, presque comme dans les caillots d'une saignée; les parties fibro-albumineuses sont coagulées: il s'y est formé des globules granuleux d'inflammation, dus probablement à un travail fluxionnaire dans les parois du kyste. On y voit de plus des cristaux cholestériques. Nous avons donc affaire ici à une tumeur du sein de bonne nature, fibrineuse, provenant de caillots de sang qui ont été entourées de kystes multiples.

Obs. IV. — Bulletins de la Société de chirurgie, tome VI, page 245.
(Observation de M. Larrey, 1855.)

Un malade du Val-de-Grâce, M. G..., capitaine-trésorier dans un régiment de ligne, âgé d'une quarantaine d'années, doué d'une forte constitution et n'ayant jamais été malade, porte à la cuisse une tumeur dont voici l'origine:

Cet officier, attaché à l'armée d'Afrique au mois de mars 1840, reçoit une balle morte à la région externe et inférieure de la cuisse droite, près du genou, sans en ressentir beaucoup de douleur, ni la moindre gêne dans les mouvements de l'articulation. Point de plaie, même superficielle; nulle trace de contusion; rien, en un mot, n'empêche M. G... de continuer son service.

Mais au bout de trois ou quatre mois de cet accident si simple d'abord, il constate dans le même point la présence d'une petite tumeur, du volume d'une noix, douloureuse au toucher, très-mobile et tendant à se développer davantage. Il ne s'en inquiète pas toutefois, et c'est seulement quatre années après, au mois de mars 1844, que, s'étant heurté la cuisse en cet endroit et souffrant plus encore, il consulte le chirurgien-major de son régiment, M. Tabouret, qui incise la tumeur, mais ne l'enlève qu'incomplètement, à cause de l'intensité de la douleur. La matière, contenue dans une sorte de kyste, offre l'aspect d'une concrétion sanguine noirâtre et homogène. La cicatrisation a lieu d'ailleurs assez vite et sans accident.

Cependant, cinq ou six mois après, la tumeur se reproduit, acquiert son volume primitif et reste stationnaire pendant près de dix ans, sans offrir rien de notable.

Le capitaine G... en était là, lorsqu'en 1854 il est atteint, par la maladresse d'un camarade, d'un violent coup de pied dans l'endroit même occupé par la tumeur; il en éprouve une douleur si vive, qu'il chancelle et perd connaissance. Obligé de cesser son service, d'ailleurs peu actif, il est d'abord traité par des topiques émollients; mais à dater de cet accident, le mal s'accroît d'une manière progressive, assez prompte, et oblige le malade à entrer au Val-de-Grâce dans les premiers jours de novembre.

La tumeur nous offre alors le volume d'une grosse orange; elle est arrondie, lisse à sa surface, marbrée d'une teinte bleuâtre, mobile dans presque toute sa circonférence, adhérente vers sa base ou à son point d'implantation à la cuisse, un peu au-dessus du niveau de la tête du péroné, de consistance molle, semi-fluctuante, à peu près insensible au toucher dans toute sa superficie, douloureuse au contraire dans sa partie profonde, où se font ressentir quelquefois des élancements. L'articulation du genou est d'ailleurs intacte et exécute librement ses mouvements naturels de flexion et d'extension.

Le diagnostic difficile de cette tumeur, supposée tout d'abord d'une espèce maligne, semble s'éclairer par une ponction exploratrice, qui donne issue à quelques gouttelettes de sang et permet de croire, d'après les antécédents, à la formation d'un kyste hématique.

L'extirpation, devenue nécessaire, est pratiquée le 23 novembre 1854, à l'aide d'une longue incision faite selon l'axe du membre. La tumeur, mise à découvert, se trouve à demi enveloppée d'un kyste énucléable dans une partie seulement de son étendue, mais si adhérent à sa base, qu'il se confond avec l'aponévrose fascia lata et avec la gaîne du tendon du biceps, épaissie et recouverte en cet endroit de concrétions hématiques très-dures. Cette production accidentelle semble même pénétrer, sinon surgir plus profondément, au-dessous de l'aponévrose, vers le cul-de-sac de la synoviale du genou. Mais dans la crainte d'ouvrir l'articulation, on ne croit pas devoir porter plus loin le bistouri.

Quant au produit de la tumeur d'après ses caractères physiques, c'est un magma de sang d'aspect voineux, en partie fluide, en partie concret, mélangé à des noyaux plus ou moins friables sous le doigt. L'analyse chimique et l'examen au microscope par M. Coulier, pharmacien-major, agrégé du Val-de-Grâce, ne révèlent point dans cette matière d'éléments cancéreux.

La réunion médiate de la plaie et un pansement simple sont suivis, quelques heures après l'opération, d'une hémorrhagie par exhalation très-abondante, qui s'arrête par l'application d'un bandage compressif et de la glace.

Les pansements successifs n'offrent rien de notable; la plaie suppure, se déterge et se cicatrise normalement. L'état général de l'opéré est satisfaisant, et il sort de l'hôpital en voie de guérison à peu près définitive.

Mais deux mois après, la cicatrice, devenue tout à fait linéaire, nette et solide, laisse sentir au-dessous d'elle une sorte de noyau douloureux parfois au toucher, assez consistant d'abord, plus mou ensuite, à mesure qu'il se développe et grossit davantage.

M. G... vient consulter; il a évidemment un mal récidivé sur place, et il se décide à rentrer au Val-de-Grâce le 21 octobre courant. La tumeur, déjà parvenue au volume qu'elle avait l'année dernière, offre les mêmes caractères extérieurs, à tel point que le dessin pris alors semble avoir été fait aujourd'hui.

Malgré le pronostic grave qu'il en fut porté par les membres de la Société de chirurgie, MM. Denonvilliers, Clot Bey, Huguier, Chassaignac, Gosselin, auxquels M. Larrey avait soumis l'observation précédente, l'extirpation de la tumeur fut décidée.

Elle fut pratiquée le lendemain même au Val-de-Grâce, en présence de plusieurs des professeurs et chirurgiens de l'hôpital, et avec l'assistance de trois des membres de la Société de chirurgie, MM. Gosselin, Marjolin et A. Guérin. Une longue et double incision semi-elliptique circonscrit toute la surface de la tumeur, qui semble dépourvue de kyste et siéger non-seulement en dehors de l'articulation et à l'extérieur de l'aponévrose fascia lata, mais profondément jusque dans l'épaisseur du muscle vaste externe et jusqu'au contact de la capsule synoviale. L'énucléation, l'arrachement et la dissection ne détachent qu'une partie de la masse morbide, ramollie et friable, au milieu de laquelle se trouve implantée, à l'aponévrose, un ostéophyte, qu'il faut réséquer à l'aide d'une cisaille. La présence de la matière dans l'épaisseur du muscle nécessite un débridement multiple de l'aponévrose, d'où elle est extraite en assez grande quantité par de simples pressions. Le fond de cette poche et tous les points suspects à la surface ou autour d'elle sont brûlés fortement avec le cautère actuel, et, dans le but de prévenir une hémorrhagie par exhalation, des plumasseaux imbibés d'eau hémostatique et un pansement contentif sont appliqués. Mais peu d'instants après l'opération, l'appareil est entièrement traversé par le sang, qui se coagule provisoirement par l'application de la glace; il nécessite ensuite l'emploi du perchlorure de fer sur l'orifice même des vaisseaux musculaires donnant lieu à cette hémorrhagie. Elle s'arrête enfin. L'appareil est renouvelé le lendemain, mais des caillots adhérents sont maintenus en place jusqu'au moment où la suppuration s'établit.

Les pansements, devenus simples, s'accompagnent pendant les premiers jours d'un phénomène à signaler : c'est qu'à chaque attouchement de sa plaie, le malade perçoit une sensation analogue à celle qu'il avait ressentie sous l'influence du chloroforme.

La cicatrisation tend à s'effectuer aujourd'hui, quatorzième jour de l'opération, par le développement de bourgeons charnus, et M. G... est dans un état satisfaisant.

Obs. V. — (Bulletins de la Société anatomique, mai 1856.)

M. Broca communique à la Société quelques détails sur un épanchement sanguin persistant depuis neuf mois.

Un cavalier fut violemment renversé de son cheval à la bataille de la Tchernaïa, en juillet 1855. Le soir même, il existait, à la face externe de la cuisse droite, un gonflement notable qui augmenta pendant quatre à cinq jours. Le blessé éprouvait de la douleur; sous l'influence du repos et d'applications convenables, toute souffrance cessa bientôt, et, au bout de dix jours, la marche était possible. Depuis cette époque, la tumeur a gardé le même volume, mais le malade a pu se livrer sans aucune gêne à ses rudes occupations.

Le 1er mai, M. Broca examine la tumeur. Elle s'étend sur la face antéro-externe de la cuisse sur une hauteur de 30 centimètres environ; elle est molle. Le toucher y fait découvrir deux phénomènes remarquables. Quand on lui fait subir des mouvements de succussion, on éprouve cette sensation vibratoire de poches hydatiques, sensation liée, comme on le sait, à l'existence d'une poche ne contenant qu'une faible proportion de liquide. Si, d'autre part, on presse sur la tumeur, on perçoit un *cri de l'étain* des mieux caractérisés.

Tenant compte de ces signes et de la cause traumatique de cette tumeur, M. Broca diagnostiqua un de ces foyers sanguins dans lesquels la fibrine se dépose en couches plus ou moins épaisses sur les parois du kyste, et laisse à l'état liquide les globules et le sérum, qui peut-être même se reproduit à mesure qu'il se résorbe. C'est là une variété des plus curieuses par sa marche et par certains phénomènes matériels qu'on ne peut expliquer que par des dispositions idiosyncrasiques. Une ponction faite avec le trocart explorateur évacua toute la tumeur et donna issue à 450 grammes de liquide environ; liquide très-coloré en rouge, mais parfaitement fluide. On put constater alors que toute la tumeur était bordée par une sorte de bourrelet plus dur et plus saillant; que le contact et le frottement des parois l'une sur l'autre et sans interposition de liquide, produisaient ce cri de l'étain que nous avons déjà noté, que le frémissement hydatique ne reparaissait que lorsqu'on injectait dans le kyste une quantité d'eau égale à la moitié du liquide extrait.

L'examen microscopique du liquide a montré que presque tous les globules sanguins sont à l'état normal; ils se présentent en piles de profil ou obliques : on n'aperçoit du reste, dans le champ du microscope, ni globules blancs, ni cristaux d'hématosine, ni fragments de fibrine coagulée.

Obs. VI. — Thèse de Jalabert, 1860.

B....., âgé de 55 ans, peintre en bâtiments, d'une constitution moyenne, d'un tempérament lymphatico-sanguin, a reçu, il y a douze ans, sur la face postérieure de l'avant-bras, un coup avec le canon d'une carabine, à la suite duquel il s'est développé les phénomènes ordinaires d'une forte contusion.

Il dit qu'au niveau du point contusionné, un mois après environ, une petite tumeur a commencé à paraître sans douleur aucune; elle a successivement augmenté de volume, mais lentement d'abord, tandis que, depuis six mois, elle s'est rapidement accrue.

Aujourd'hui, 14 mai, la tumeur a 19 centimètres de long et 13 de large, et mesure, avec l'avant-bras, 42 centimètres de circonfé-rence. Elle est de forme elliptique et occupe la moitié externe de la face antérieure de l'avant-bras et toute la face postérieure..... La peau ne présente pas de modification de couleur, elle est distendue et glisse très-peu sur la tumeur, bien qu'elle ne semble pas adhé-rente. On peut imprimer à la tumeur de légers mouvements de latéralité, mais elle est immobile de haut en bas. Elle est bosselée, mais sans trop d'irrégularité cependant. On distingue trois bosse-lures antérieures peu saillantes et une postérieure, dans laquelle la fluctuation est plus sensible et la peau plus amincie. En imprimant des mouvements d'un côté à l'autre de la tumeur, on ne sent pas la fluctuation qui existe cependant très-franche en certains points; la tumeur est généralement mollasse : ses parois sont, du reste, iné-gales; au niveau des bosselures, il semble qu'elles soient éraillées et que le liquide ait fusé sous la peau; le pourtour de l'éraillure était circulaire et constitué par les fibres de la paroi, qui se trouve-raient tassées et formeraient comme un collet. Cette disposition est surtout manifeste en avant. Il est impossible de découvrir la moindre transparence. Le malade n'a jamais ressenti de douleur dans la tumeur, quelquefois des engourdissements à la suite de fatigue, et c'est tout.

15 mai. Ponction dans une des bosselures antérieures. Il s'écoule un liquide rougeâtre, présentant, au microscope, les globules ca-ractéristiques du sang et de nombreux cristaux de cholestérine. Le quart à peine de la tumeur se trouve vidé. On a donc affaire à un *kyste hématique multiloculaire*. On fait une injection de teinture d'iode dans la partie de la tumeur ponctionnée, sans toucher au reste.

Le 19. L'injection d'iode a été suivie de la formation de caillots nombreux dans le kyste (à la suite, sans doute, d'une hémorrhagie déterminée par l'irritation des parois) qui ont nécessité son incision. Un phlegmon commençant menace de s'étendre au bras, après avoir envahi la tumeur. On décide l'amputation du bras, qui est pratiquée le samedi 19 mai.

A l'examen de la pièce, on voit que le kyste est recouvert en dehors par le long supinateur et les radiaux externes, qui se sont

creusé sur lui une gouttière... Quant au kyste, il est constitué par
des parois minces et transparentes, il renferme un liquide en tout
semblable à celui déjà mentionné. Il est composé de plusieurs poches ne communiquant pas les unes avec les autres. L'intérieur de
la poche postérieure, qui est la plus considérable, présente des
brides membraneuses, interceptant de petites cavités communiquant avec la cavité principale. Ces petites cavités peuvent faire
comparer le kyste à une vessie à cellules, mais dont les cellules
seraient très-nombreuses. Ces brides sont blanchâtres, de diverses
longueurs, s'implantant sur les parois du kyste à la façon de celle
de la face interne au cœur.

CONCLUSION

Les principales causes de la non-résorption des épanchements sanguins dans le tissu cellulaire, après un traumatisme semblent tenir :

1° Au début, à l'état d'altération des parties environnantes ; en particulier, à celle du tissu cellulaire.

2° A une période plus avancée, à l'enkystement de la tumeur dont les parois sont formées.

A. Par une néo-membrane dont les vaisseaux devenant le siége d'hémorrhagies successives, rendent compte de l'augmentation de volume que peut présenter parfois ce genre de tumeur hématique.

B. Par le tassement des fibres du tissu cellulaire devenu dur, lardacé qui leur forme une doublure extérieure.

C. Par le dépôt à la face interne de la néo-membrane de couches fibrineuses périphériques présentant les diverses modifications que l'on observe dans les poches anévrysmales anciennes.

INDEX BIBLIOGRAPHIQUE.

J.-L. Petit. — OEuvres posthumes, t. I, p. 276.

Hévin. — Cours de pathologie et de thérapeutique chirurgicales, t. I, p. 242 (1785).

Lassus. — Clinique chirurgicale, t. II, p. 470 (1805).

Pelletan. — Mémoire sur les épanchements de sang. In Clinique chirurgicale, t. II, p. 98 (1810).

Dupuytren. — Leçons de clinique chirurgicale, t. V, p. 264.

Cruveilhier. — De la contusion. Thèse. Paris, n° 18 (1816).

Velpeau. — De la contusion dans tous les organes. Thèse de concours (1833).

— Recherches sur les cavités closes (1843).

— In Annales de la chirurgie française et étrangère, p. 151.

Marjolin et Ollivier. — Dictionnaire de médecine en 30 volumes. 2ᵉ éd., t. VIII (1834).

Bérard et Denonvilliers. — Compendium, t. I, p. 391.

Sédillot. — Des kystes. Thèse de concours. Strasbourg (1841).

Roche et Sanson. — Nouveaux éléménts de pathologie médico-chirurgicale, t. III (1844).

Lebert. — Physiologie pathologique, t. II, p. 80 (1845).

Lafaurie. — Considérations cliniques sur la contusion des membres. Thèse. Paris, n° 45 (1846).

Broca. — Bulletins de la Société anatomique. Mai (1856).

Larrey. — Bulletins de la Société de chirurgie, t. VI (1855).

Thuillier. — Des épanchements sanguins de cause traumatique situés dans le tissu cellulaire. Thèse. Paris (1856).

Voillemier. — Bulletins de la Société de chirurgie, t. VII (1856).

— Clinique chirurgicale, p. 258 (1862).

Cruveilhier. — Anatomie pathologique, t. III, p. 259 (1856).

Morel-Lavallée. — Epanchements traumatiques de sérosité. In Archives générales de médecine. Juin (1853).

Verneuil. — Bulletins de la Société de chirurgie, t. VII, p. 54 (1859).

Trélat. — Bulletins de la Société anatomique. Août (1860).

JALABERT. — Des épanchements sanguins dans le tissu cellulaire. Thèse. Paris (1860).

FOLLIN. — Traité élémentaire de pathologie externe, t. I (1861).

VIRCHOW. — Pathologie des tumeurs, traduit de l'allemand par Aronssohn, p. 125 et suiv. (1867).

BILLROTH. — Éléments de pathologie chirurgicale, traduit de l'allemand par Culmann et Sengel, p. 153 (1868).

LAUGIER. — Article Contusion, in Nouveau Dictionnaire de médecine et de chirurgie pratiques (1868).

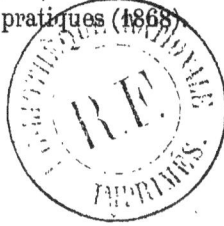

PARENT, imprimeur de la Faculté de Médecine, rue Mr-le-Prince, 31.

www.ingramcontent.com/pod-product-compliance
Lightning Source LLC
Chambersburg PA
CBHW032306210326
41520CB00047B/2260